Td S7/36

PRÉCIS HISTORIQUE

SUR LE

CHOLÉRA - MORBUS,

OU PRÉCAUTIONS A PRENDRE

CONTRE CE TERRIBLE FLÉAU;

PAR DOMINIQUE TROY,

DE LUZ-EN-BARRÈGES (HAUTES-PYRÉNÉES),

Docteur en Médecine de l'Académie de Strasbourg, Bachelier ès-lettres de l'Académie de Toulouse, Chirurgien Aide-major au 9e régiment de Chasseurs à cheval, Chevalier de l'Ordre Royal de Charles III d'Espagne.

DÉDIÉ

A LA GARDE NATIONALE ET A L'ARMÉE.

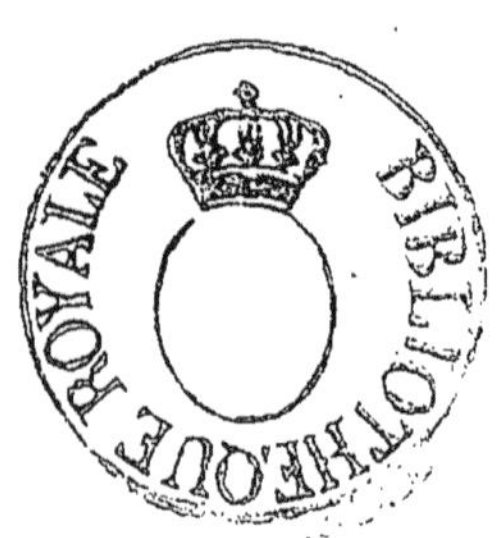

A PARIS,

CHEZ LECOINTE ET POUGIN, LIBRAIRES,

QUAI DES AUGUSTINS;

ET CHEZ TOUS LES LIBRAIRES DES DÉPARTEMENS.

1831.

La nécessité d'un ouvrage sur le choléra-morbus se fait vivement sentir, surtout depuis que sa marche rapide menace d'envahir les états de la confédération germanique, peut-être tout le continent.

En publiant un *Précis historique* de ce terrible fléau, j'ai osé entreprendre une tâche au-dessus de mes forces, sans doute ; aussi n'ai-je pas la vanité de croire avoir complété les préceptes sages et lumineux qui doivent éclairer les hommes de l'art. Cependant les notions que j'émets pourront être utiles aux médecins, et les gens du monde pourront y puiser, sinon des notions superflues qui ne leur seraient utiles que pour donner à leur conversation un vernis scientifique ridicule, du moins des préceptes qui pourront leur être avantageux.

Je n'ose me flatter d'avoir entièrement réussi dans cette entreprise hasardeuse et difficile; mais les efforts qui ont conduit mes recherches, en indiquant, dans l'intérêt de l'humanité, les moyens à prendre pour éviter l'influence meurtrière, me feront peut-être pardonner ma témérité.

En dédiant ce petit traité à la **GARDE NATIONALE ET A L'ARMÉE**, je n'ai eu d'autre but que de le présenter à trente millions de Français ; et, grâce à la France libre et constitutionnelle depuis les immortelles journées de juillet mil huit cent trente, et à l'héroïque population de Paris, c'est à la raison la plus sage et la plus juste que je l'adresse.

Illustre Maréchal, vétéran de la gloire française, qui avez par une sage administration assuré la force invincible de notre armée ; et vous, Ministre philantrhope, qui présidez au conseil des destinées de l'Europe, daignez recevoir ce faible tribut comme un gage sincère et inaltérable de mon amour pour la liberté, le bonheur et la gloire de mon pays.

TROY.

PRÉCIS

HISTORIQUE

SUR LE

CHOLÉRA - MORBUS.

CETTE cruelle maladie, originaire de l'Inde où elle est endémique, a régné à différentes époques, depuis 1600, sur presque tous les points du globe. L'été de 1830 a revu ce fléau destructeur exerçant ses ravages sur les bords du Wolga, et en peu de temps étendre sa marche et son action mortifère sur les habitans de la seconde capitale de l'empire de Russie [1]. Aujourd'hui ce terrible fléau paraît être en marche vers les limites occidentales de l'Europe, et menace, comme je l'ai dit dans ma précédente lettre adressée à M. le président des Ministres, d'envahir notre belle France.

Depuis sa primitive invasion, il n'est peut-être pas de contrée où nos hommes de l'art n'aient élevé quelques discussions scientifiques sur sa nature, sur ses causes, sur son invasion et sur ses symptômes ; mais le point qui a fourni le plus

[1] Moscou.

de controverses, est celui de savoir si ce poison corrupteur agit avec un caractère contagieux ou non-contagieux.

Si je voulais parcourir pas à pas toutes les discussions que ce fléau a fait naître ; si je voulais, dis-je, *ex professo*, traiter les questions qui ont été si souvent soulevées et débattues sur ses principes et sur ses résultats, il faudrait baser sur un vaste tableau les ravages de l'élément épidémique ; rapporter avec justesse les conditions des localités où on l'a vu se développer ; préciser les considérations météorologiques ; et enfin, après avoir méthodiquement parcouru et médité un grand nombre de mémoires, le prendre dans son berceau de 1600, époque où il a régné épidémiquement sur toute l'Europe ; le poursuivre d'un œil scrutateur sur toutes les rives, dans tous ses détours : dans la capitale de la grande Bretagne en 1669 et 1676 ; en Suisse en 1696 ; en Allemagne en 1717 ; à Paris en 1750 ; dans l'Inde où il est endémique en 1817, et à différentes époques dans le dix-huitième siècle ; en Chine et sur les côtes de la Cochinchine en 1818 ; à Canton en octobre 1820 ; à Surate et à Bagdad en 1821 ; à Alep en 1822 ; à Antioche en 1823 ; à Astracan en 1825. Il y a peu d'années que deux régimens français en garnison à Cadix en furent frappés pendant les mois de juillet et d'août ; ¹ enfin, si je voulais énumérer les victimes du choléra-morbus de toutes les époques, et tous les points où ce terrible fléau a exercé sa trop funeste influence, les citations viendraient sans nul doute épouvanter l'espèce humaine.

Mais les bornes étroites que je me suis proposées dans cet écrit, ne me permettant pas de discourir amplement sur un terrain aussi vaste ; l'histoire de toutes ses époques et d'autres que j'ai omises à dessein appartient à des génies transcendans, à des hommes comme la France en possède, et qui, doués d'un esprit philosophique, riches d'expérience, d'observations et de découvertes modernes, sauront encore glaner dans des champs déjà moissonnés par des mains habiles.

Toutefois, plusieurs siècles consacrés à des débats stériles ne nous ont encore rien appris sur le principe délétère de l'élément épidémique, et le déterminer sera sans doute une lacune que la science et ses progrès ne pourront de long-

---

¹ Cette assertion fausse ou véritable a été insérée dans le journal militaire : toujours est-il bien vrai que je n'ai pas même ouï parler d'une semblable affection pendant mon séjour à Cadix, et que plusieurs de mes collégues employés comme moi dans la division stationnaire, soit dans les hôpitaux, soit dans les régimens qui en faisaient partie, n'en ont eu aucune connaissance.

temps remplir ni résoudre. Cependant on a tour à tour essayé d'attribuer les causes de cette terrible maladie aux variations brusques de l'atmosphère, à certaines conditions atmosphériques, à l'élévation de la température, à l'humidité et à la disposition basse des localités, aux émanations des miasmes morbifiques qui infectent l'air et qui se dégagent des eaux stagnantes des marécages, de la fermentation de la terre avec l'eau et des matières animales en putréfaction.

Voulez-vous encore une série des causes qui ont donné matière aux mêmes suppositions? Hé bien, on a été jusqu'à classer comme capables d'infecter l'air, outre les substances animales en putréfaction, etc., les tremblemens de terre, les comètes et les météores célestes, les éruptions volcaniques, les insectes répandus dans l'air; enfin, quelques auteurs ne trouvant pas toutes ces causes suffisantes pour convaincre les esprits un peu difficiles, ont eu recours à la colère des dieux.

Tout le monde connaît l'histoire de *Saint Augustin* et de ses sauterelles; pendant qu'il voyageait en Afrique, est-il dit dans une de ses observations, il fut témoin d'une grande calamité qui fit périr dans le seul royaume de Massanissa quatre-vingt mille hommes, et dans la ville d'Utique vingt mille jeunes soldats, de trente mille qu'il y en avait. Nul doute que les émanations des substances animales en putréfaction, en infectant l'air, ne puissent produire des maladies très-graves, et c'est à quoi *Saint Augustin* attribua la peste qui désola Massanissa et Utique. La terre, dit-il, fut couverte cette année-là des cadavres d'une si grande quantité de sauterelles, qu'il en resulta une maladie pestilentielle. Je pourrais aussi citer la baleine monstrueuse dont nous parle *Forestus,* qui, ayant été jetée par les flots soulevés de l'Océan sur les rives de la Hollande, produisit par sa putréfaction une sorte de peste qui fit périr plusieurs personnes dans les lieux circonvoisins.

Mais, en revenant un instant sur l'histoire des sauterelles, je n'ai jamais rien lu, si ce n'est l'observation conservée par le *Saint,* qui indique que ces insectes aient produit une maladie extraordinaire capable de suspendre ou d'anéantir la vie dans deux ou trois jours : s'il en était ainsi, l'Orient, contrée où on les voit apparaître très-communément, n'aurait pu résister à un semblable fléau ; et vraisemblablement, au moment où nous écrivons, on aurait oublié que cette partie du continent eût pu être habitée ; du moins un sentiment naturel de conservation aurait dicté ces mots aux Orientaux : fuyons ce rivage !

Les contrées méridionales de l'Europe ne sont guère moins exposées que les précédentes aux invasions destructives de cette armée aérienne, et il n'est pas rare de voir près des colonnes d'Hercule, sous le ciel toujours azuré de la belle Andalousie, des quantités incalculables de ces coléoptères. Dans le mois de mai 1827, j'ai vu dans les plaines de Chiclana plusieurs champs, tapissés par la végétation la plus riante, être dévorés en moins d'une heure par ces insectes. [1] Le régiment dont je fais partie était un jour à la promenade militaire, lorsqu'à une lieue de cette dernière ville, sur la route de *Gibraltar*, sa marche fut tout à coup arrêtée par le départ précipité d'un si grand nombre de sauterelles, que les hommes et les chevaux en furent épouvantés, et le soleil obscurci pendant quelques minutes. Mais, sous la zone torride, les rayons brûlans de cet astre du jour ont bientôt fait justice de l'armée éphémère : le lecteur me pardonnera cet exposé métaphorique, je ne m'en suis servi que pour arriver plus tôt à la terminaison du paragraphe.

[1] C'est à quoi nous pouvons rapporter une des grandes calamités qui affligea nos premiers pères. La dévastation des produits du sol fut évidemment due à ces insectes, si toutefois on ne préfère appeler peste ou choléra-morbus une des sept plaies d'Egypte.

Le sol des campagnes fertiles de Chiclana fut couvert pendant plusieurs jours des cadavres d'une grande quantité de sauterelles, et cependant la santé des habitans n'en fut nullement altérée. Il est donc plus probable que la peste observée par *Saint Augustin* était une fièvre de camps, ou tout autre affection contagieuse dont les causes lui restèrent inconnues, que de la supposer produite de la corruption des sauterelles.

Cependant je ne repousse pas la possibilité que l'air, infecté par les substances animales en putréfaction, ne puisse produire des maladies fort graves, et en cela je partage l'opinion de plus d'un illustre médecin. Je dirai donc qu'en pareille occurrence, des mesures sévères tiendront la main à l'exécution des règlemens qui éloignent des lieux habités et fréquentés tout ce qui peut vicier l'air; mais si nous appliquons la critique aux idées que ce sujet fait naître, nous trouverons peut-être que l'horreur qu'inspirent les substances corrompues, et les morts, signaux continuels de notre destruction prochaine, ont autant influé sur les mesures prises pour les écarter de nous, que les maladies qui ont pu résulter des exhalaisons que ces substances répandent.

Si j'ouvre un instant le grand ouvrage du savant *Fodéré*, je vois que les sépulcres autrefois admis dans les temples, dans l'enceinte des villes, n'ont jamais amené de grands inconvéniens : les cimetières servent de promenades publiques aux Orientaux, et les peuples du *Thibet* et des îles de la mer du sud n'enterrent pas leurs morts. Plus bas, le même auteur dit que les ouvriers des fabriques des tanneurs, des corroyeurs, des amidonniers, de colle-forte, etc., sont souvent exempts de la peste. Sous le règne de Charles II, dans la peste qui ravagea Londres, l'on avait cru retirer un grand avantage de l'ouverture des tombeaux, des égouts et des fosses d'aisances, conseillée par les médecins.

Je suis bien loin d'adopter une semblable pratique qui certes, au siècle éclairé où nous vivons, ne tarderait pas d'attirer sur moi le blâme et les marques de la plus sévère réprobation ; mais j'ai voulu par ce récit rassurer, autant qu'il est en mon pouvoir, les esprits faibles et un vulgaire toujours trop prompt à s'alarmer sur l'apparence d'un danger qui n'a souvent pour base que des frivolités. Au surplus, en précisant les diverses causes qui peuvent faire naître le choléra-morbus, je ferai bientôt connaître quelles sont celles contre lesquelles on doit se prémunir, et qui de bonne heure doivent éveiller la vigilance des magistrats.

Pour les causes inconnues, je dirai que l'opinion des hommes de l'art flottera long-temps dans l'incertitude, et probablement nos sens ne parviendront jamais à palper les molécules miasmatiques tenues en suspension par l'atmosphère, soit qu'elles se développent dans les lieux mêmes où la maladie mortifère exerce ses ravages, ou bien qu'elles nous soient apportées des pays lointains sur les ailes des vents : je dis impalpables, parce qu'il est de toute impossibilité par l'analyse de l'élément de nos anciens, d'en obtenir le principe corrupteur. En effet, l'air soumis aux instrumens et aux investigations de nos meilleurs chimistes, soit que ce fluide élastique ait été recueilli sur des lieux pestiférés, sur des marais ou des cloaques, ou bien dans des vallons fertiles et embaumés par les produits de la saison printanière, ou bien encore sur la crête des Alpes ou des Pyrénées, n'offre pour résultat constant que l'oxigène 21, azote 79 ; quelques centièmes d'acide carbonique viennent souvent se mêler à l'air et en altérer la pureté aux dépens de l'oxigène, celle de l'azote restant presque constamment la même : tout autre principe échappe à l'œil le plus observateur.

En semblable hypothèse que déduire de toutes ces difficultés ; certes qu'il est au pouvoir des hommes de créer, de scruter, de bouleverser, d'anéantir même toutes les institutions humaines, mais que nous ne pouvons rien sur l'ordre et les phénomènes de l'univers. Occupons-nous donc des soins à donner aux malades atteins du choléra-morbus ; occupons-nous même, s'il est au pouvoir de la science, de prévenir cette funeste asphyxie du cœur et la perte de la chaleur animale, comme le dit le docteur Antommarchi ; ou bien cette inflammation aiguë des entrailles, comme le dit l'ex-chirurgien du vice-roi d'Egypte, le docteur Labat ; ou bien encore la maladie nouvelle, inconnue ou mal observée, comme vient de le dire tout récemment le docteur Pinel (*je veux parler de l'affection profonde du nerf trisplanchnique, dont le principal siége résiderait dans les ganglions du grand nerf sympatique, affection que l'on appellerait trisplanchnie*). Mais pour trancher la difficulté, c'est-à-dire pour ensevelir dans le tombeau de l'oubli l'épouvantail du genre humain, moi, je substituerais au mot choléra-morbus la dénomination qui n'épouvante plus personne, et qui est devenue familière à l'habitant du hameau comme à celui des grandes villes, à celui qui vit sous l'humble toit de la chaumière comme à celui qui vit à côté des lambris dorés dans des palais somptueux. Ainsi donc je dirais : gastrite, entérite, colite, gastro-entérite, ou gastro-entéro-colite, selon que l'estomac ou tout autre portion du tube digestif sera affecté ; j'ajouterais à une ou deux, etc. de ces désignations celle de compliquée, lorsque quelque organe contenu dans une des trois cavités splanchniques sera frappé directement ou indirectement.

Je consacrerai plus tard un paragraphe aux inductions qui me déterminent pour cette classification qui n'est pas, je crois, nouvelle, mais qui pourra, je pense, satisfaire plus d'un esprit.

Mais pourquoi jouer si long-temps sur les mots qui ne font qu'embrouiller la science ; étudier les symptômes généraux et particuliers à chaque idiosyncrasie, avec conscience, et dégagé de tout esprit de prévention ; rechercher soigneusement dans les autopsies cadavériques les désordres et l'état pathologiques de chaque organe, de chaque système d'organe, de chaque tissu ; voilà je crois le meilleur moyen d'arriver sur le véritable chemin qui pourra un jour enrichir la science au bénéfice de l'humanité ; ce sont du moins des inductions qui pourront servir de base pour la fixation d'un traitement, sauf ensuite à le modifier selon les symptômes et particularités que présentera chaque pestiféré : je m'en rapporte ici à la sagacité des hommes de l'art. La bonne médecine, ou, pour mieux dire, le bon médecin doit régler le traitement au lit du malade, en se conformant toutefois à quelques principes généraux qu'exige toujours, dans les grandes calamités, la constitution régnante. Je termine ce paragraphe en avertissant le public de se tenir en garde contre les rapports adulatoires de tout sectateur ou empirique, qui n'aura pour guide que quelques vieux bouquins ou quelque panacée que la fortune aura pu favoriser une fois, mais qui ne compte jamais ses victimes.

Comme je l'annonce par le texte de ce petit traité, je n'insisterai pas davantage sur des développemens ni des narrations sur le choléra-morbus, qui, du reste, ne jetteraient au jour que les recherches laborieuses de ses premiers cultivateurs. Le but que je me suis proposé est de grouper avec méthode tout ce qui peut être profitable au public, afin que, guidé dans la route du vrai, il puisse de prime abord puiser quelques notions exactes sur les premières précautions qu'il devra se hâter de prendre, si un jour la France était menacée des effets meurtriers du poison qui met en émoi plusieurs provinces du nord de l'Europe.

Avant d'arriver à l'histoire de tout traitement

curatif, nous consacrerons quelques lignes pour un objet non moins important ; je veux parler des précautions de salubrité publique. Les médecins sont naturellement les sentinelles avancées des maladies contagieuses et épidémiques ; ils doivent être sur le qui-vive, et, aussitôt qu'ils auront cru apercevoir quelques symptômes de choléra-morbus, ou de tout autre affection de nature grave, ils devront avertir les magistrats, afin que ces derniers puissent en temps et lieu s'occuper de la stricte exécution des mesures que nous allons indiquer.

Lorsque la nature de la maladie aura été reconnue contagieuse, il sera établi dans chaque ville menacée un bureau de santé composé du préfet ou ayant cause, du maire et de quatre docteurs en médecine, auxquels parviendraient immédiatement les avis sur l'apparition des maladies contagieuses et épidémiques, et à ce bureau seul appartiendra le soin de constater l'existence de la maladie. Un plan de traitement sera basé sur la connaissance que ses membres auront prise de la maladie, sur l'expérience des temps passés, et des avis qu'ils pourront recevoir de leurs collégues. Enfin, comme seuls compétens dans les choses d'hygiène publique, les médecins se trouveront à chaque instant dans le cas d'éclairer l'administration dans tout ce qui concerne la police de santé, comme l'établissement des hôpitaux temporaires et des infirmeries, le transport des malades, la provision des remèdes vraiment utiles, la désinfection des hardes, marchandises et maisons, les distances à donner aux barrières, le transport des morts, les sépultures, etc.

Les communes voisines du lieu infecté auront aussi à établir un bureau de santé, un cordon de gardes-nationales autour de la commune, une maison d'observation, une double barrière aux avenues principales, et un hôpital temporaire où seront reçus tous les malades qui ne pourraient se faire soigner chez eux; ceux qui par leur faculté pourront se faire soigner, et qui refuseraient de se rendre au lieu désigné par les magistrats, devront habiter un appartement séparé où ne pénétreront que le médecin et la personne chargée de leur donner des soins; cette maison sera signalée, et, s'il y a lieu, gardée à vue.

L'on ne doit accorder l'entrée à aucun étranger, s'il n'est porteur d'un certificat émané du bureau de santé, et encore devra-t-il quitter ses vêtemens pour en prendre de neufs, et se laver tout le corps avec de l'eau chaude ou froide. Les marchandises de commerce ne seront admises qu'après avoir été ventilées et soumises à une quarantaine et à une purification qui puissent lever tout doute de contagion. On rejettera celles qui arriveraient d'une ville infectée, excepté les métaux.

Les magistrats devront s'assurer des subsistances nécessaires pour l'entretien de leurs administrés ; ils devront établir des marchés abondans, qui se tiendront dans une enceinte placée aux portes principales de la ville et entourée de gardes. Cette enceinte sera partagée en deux barrières, une extérieure pour les vendeurs, et une intérieure pour les acheteurs. L'espace entre les deux barrières sera de quatre mètres, cette distance a paru dans tous les temps suffisante, en plein air, pour prévenir tout danger de contagion. Mais le moyen de pourvoir aux subsistances est toujours ce qui cause le plus d'embarras aux magistrats dans les grandes contagions ; les pays d'alentour ne portent plus rien aux villes infectées, et les horreurs de la famine ne tarderaient pas à se joindre à celles de la maladie et à augmenter le désordre, si la philanthropie du gouvernement et l'activité des magistrats n'y pourvoyaient pas. Il sera donc nécessaire d'encourager ce commerce en donnant aux denrées un prix plus élevé que dans les temps ordinaires.

Ces mesures, toutes rigoureuses quelles paraissent, ne suffiront pas si la maladie s'accroît et augmente de vigueur ; alors il faudra diviser la ville en quartiers ; ceux qui habitent les quartiers sains auront la liberté de sortir de la ville ; mais ceux qui habiteront les quartiers infectés ne pourront avoir l'autorisation de les quitter sans un certificat de santé signé par les commissaires préposés à cet effet. Les quartiers infectés seront cernés par un cordon de troupes de ligne ou de gardes nationaux, et ne communiqueront, pour tous leurs besoins avec les quartiers sains, qu'à une distance de quatre mètres. Il faudra éviter tout espèce de rassemblement, faire fermer les théâtres, les cabarets, les cafés, les écoles et les églises, et enfin tout établissement public. Voilà le meilleur moyen d'éviter la propagation. Je partage l'opinion de ceux qui sont d'avis que l'isolement est le moyen le plus sûr d'éviter la contagion.

Nous venons de faire connaître les mesures générales qui ne doivent pas être négligées par les magistrats ; mais il y en a qui ne doivent pas être oubliées pour les malades, et que nous allons faire connaître. Ils seront placés dans un lit sans rideaux, au milieu d'une chambre bien airée ; on y entretiendra constamment un courant d'air, ayant soin néanmoins qu'il n'incommode pas le malade ; on en favorisera la circulation par un peu de feu si le temps est froid. On observera la plus scrupuleuse propreté et pour le malade et pour tout ce qui l'entoure. Le verre qui lui servira sera plongé dans l'eau froide immédiatement après qu'il aura pris quelque chose. Tout aliment qu'il aura touché sera traité de la même manière. Les vomissemens ou toute autre évacuation excrémentielle seront reçus de même dans l'eau froide, et emportés aussi promptement que possible hors de l'appartement.

Les linges, hardes et draps des malades, quand on les change, doivent être jetés dans l'eau froide, et y rester jusqu'à ce qu'on place sur le feu le vase qui les renferme ; alors on les fera bouillir en ajoutant quelques substances alcalines : il en sera de même de tout autre objet qui pourrait inspirer le moindre soupçon. Le lavage de toutes ces choses doit s'exécuter avec des machines à laver.

Si le malade meurt, le corps sera enveloppé de taffetas vernissé ou de toile induite de poix, et enterré promptement.

Les bons esprits s'empresseront sans doute d'adopter toutes ces précautions, comme tendant directement, soit à arrêter les progrès de la maladie, soit à donner du courage et de la confiance à ceux dont l'emploi est de porter des secours et des consolations aux affligés : cette marche adoucira singulièrement les maux que les maladies contagieuses entraînent à leur suite.

Dans un prochain paragraphe nous ferons connaître les moyens désinfectans dont on devra faire usage presque continuellement dans les appartemens ; mais le moment est arrivé, je crois, où nous devons consacrer quelques éclaircissemens sur la conduite que devront tenir les hommes de l'art. Sentinelles avancées, avons-nous dit, des maladies contagieuses et épidémiques, leur rôle ne se borne pas à instruire les magistrats de l'apparition du fléau destructeur ; ils seront en outre tenus de visiter tous les malades de l'endroit, et de donner chaque jour leur déclaration au bureau de santé, jusqu'à ce qu'il n'y ait plus aucun soupçon de contagion.

Dans des circonstances aussi critiques, regardera-t-on seulement les liens qui unissent les médecins au public comme une réciprocité volontaire, ainsi que le prétendent plusieurs personnes, ou bien comme un devoir *inné* (qu'on me passe cette expression), inséparable de ses fonctions ; je laisse aux âmes généreuses le soin de résoudre cette difficulté : je dirai moi, qu'ils ne sont pas tenus à faire plus qu'ils ne peuvent, mais en prenant toutes les précautions qu'exigent les momens difficiles ; semblables à ces guerriers qui , pour la gloire et le bonheur de leur pays , bravent le bronze et la mitraille le jour d'un combat , les médecins , guidés par une douce philanthropie, doivent se dévouer au soulagement des pestiférés.

Les préservatifs dont les médecins devront faire usage sont les suivans : éviter l'abus des plaisirs de Vénus et les veilles ; observer les règles hygiéniques dans l'emploi des alimens et des boissons ; se tenir chaudement vêtus, surtout en hiver ; ne jamais avaler sa salive ; cracher et se moucher toutes les fois que le besoin l'exige ; avoir un tablier auquel on essuiera fréquemment ses mains ; ne rester près du malade que le temps nécessaire pour remplir exactement son devoir ; éviter autant que possible tout contact avec sa personne, ses couvertures, ses habits, etc. On emploîra avec avantage des gants et des habits de taffetas vernissé , que l'on aura le soin de laver de temps à autre avec une éponge qui resterait toujours dans l'eau pour cet usage. Il faudra éviter de respirer de trop près les premières émanations et le souffle du malade : immédiatement après la visite, se laver soigneusement les mains et le visage, se rincer la bouche avec quelque boisson tonique, et puis en boire une petite quantité : ceux à qui ces boissons répugneraient, se serviraient au moins, pour la propreté de la bouche, d'eau froide rendue légèrement aigrelette par du bon vinaigre, par l'eau de Cologne ou le vin pur.

Le fréquent changement de linge, et l'usage des bains froids en été, et chauds en hiver, sont d'une grande utilité. On a aussi conseillé les frictions d'huile par tout le corps ; je pense que ce moyen ne doit pas être rejeté.

Des enveloppes complètes de taffetas vernissé seraient encore très-utiles aux médecins ; ils s'en serviraient pendant tout le temps de leur visite, et les quitteraient après leur service, avant de communiquer avec leur famille ou autres personnes.

Les gardes-malades, et en général tous ceux qui seront employés dans les établissemens où seront traités les cholériques, devront user des moyens indiqués ci-dessus.

Si ces préservatifs sont d'un grand secours pour se mettre à l'abri du choléra-morbus ou de toute autre maladie pestifère, il en est d'autres que nous ne pouvons passer sous silence ; je veux parler des préservatifs moraux.

Enfin les médecins, dans de si tristes calamités, doivent éviter toutes les passions d'âme qui donnent la tristesse et la mélancolie ; se ré-

signer avec courage aux événemens, et, con-
fians dans les précautions qu'ils prennent, vivre
comme s'ils n'avaient rien à craindre, et regarder,
lorsqu'ils ont fait leur devoir, les scènes affligeantes qui se passent autour d'eux comme étant
l'effet de la nécessité et d'un sort inévitable. Il
ne faut pas croire que, parce qu'on est au milieu
de la contagion, on doive nécessairement la recevoir; d'ailleurs, l'habitude de voir des malades,
cette force d'âme qui naît de la méditation et de
la contemplation de la vérité, et ce généreux dé-
vouement qu'inspire le désir de sauver son semblable, forment un bouclier assez souvent im-
pénétrable aux virus contagieux. *Louis Septal*,
habile médecin du dix-septième siècle, dans la
peste qui ravagea trois fois les Milanais; *Mertens*,
et douze de ses collègues dans celle qui ravagea
Moscou en 1771; le savant *Aréjula* et plusieurs
de ses collaborateurs, dans la fièvre jaune qui
moissonna 1,000 habitans dans plusieurs provinces de l'Andalousie, depuis 1800 jusqu'à
1804; et à une époque plus rapprochée, 1819,
l'illustre auteur [1] du grand ouvrage d'où j'ai extrait une partie des instructions que je soumets
au public; enfin un nombre incalculable de médecins français qui ont soigné avec un courage

[1] Fodéré : *Traité de médecine légale et d'hygiène publique.*

remarquable, au milieu des plus terribles contagions, nos soldats aux armées et dans les hôpitaux, et qui n'ont pas craint à différentes époques de voler au secours de nos voisins, sont des preuves évidentes que la contagion ne sévit pas contre tous ceux qui, armés du pouvoir de la volonté, savent se résigner avec fermeté et courage, et repousser ainsi les étincelles miasmatiques qui les entourent.

Outre la ventilation de l'appartement, le lavage fréquent du linge et des couvertures, on doit avoir recours aux fumigations, lesquelles ont la propriété de détruire instantanément tout genre de contagion.

Je ne ferai pas ici la récapitulation de mille substances qui ont été recommandées depuis plusieurs siècles, soit qu'elles aient été prises dans le règne végétal ou minéral ; je ferai seulement connaître celles dont on se sert de nos jours avec avantage, et qui jouissent de la confiance de nos savans et de ceux qui ont beaucoup et le mieux observé.

Si nous invoquons les lumières et l'expérience de MM. *Carmichael Smith*, *Rolla* et *Bedoës*, de *Menzies*, *Maunoir*, *Cruickshank*, *Chaussier*, *Parmentier*, *Biron* et *Guiton de Morveau*, nous voyons que les vapeurs de l'acide nitrique et muriatique sont les fumigations qui ont obtenu le plus grand succès; et c'est à M. Guiton de Morveau surtout, à qui l'humanité doit le plus pour ses belles recherches sur les moyens de désinfecter l'air, de prévenir la contagion et d'en arrêter les progrès.

Nous transcrirons seulement les moyens désinfectans employés avec succès dans plusieurs hôpitaux militaires, prisons, etc., comme les plus puissans préservatifs et anti-contagieux. Voici les procédés.

Celui de M. Carmichael Smith, employé et conseillé par MM. Rolla et Bedoës, Menzies et Maunoir, consiste dans le dégagement de la vapeur d'acide nitrique obtenue par l'addition de l'acide sulfurique : on met dans des vases parties égales de nitre bien sec et réduit en poudre fine, et d'acide sulfurique; on place ces vases sur du sable chaud, et on les disperse dans différens lieux des salles des hôpitaux, dans les cachots, dans les escaliers, entre les deux portes, dans les basses-cours destinées à donner de l'air aux prisons et autres établissemens, dans tous les angles des murs; et enfin on entretient ce dégagement de vapeur pendant le jour et la nuit.

Procédé de M. Cruicskshank.

Prenez manganèse en poudre, deux parties;

muriate de soude, quatre parties; eau, une partie; acide sulfurique, trois parties. Le mélange de manganèse, sel et eau, étant placé dans un petit vase, assez grand cependant pour ne rien risquer de l'effervessence, l'on ajoutera l'acide sulfurique dans la proportion, mais à intervalles, de manière à obtenir un dégagement de gaz acide muriatique oxigéné pendant toute la journée.

Acide muriatique oxigéné extemporané de M. Guiton de Morveau.

On met dans un flacon, d'une capacité de quatre onces, un gros oxide de manganèse en poudre fine; on verse par-dessus, jusqu'aux deux tiers du flacon, de l'acide nitro-muriatique. C'est-là ce qui compose l'appareil à désinfecter envoyé par la pharmacie centrale des hôpitaux aux médecins des épidémies. Le gaz qui s'exhale du flacon, après le mélange, tient un peu du gaz muriatique oxigéné pur.

Procédé pour une salle de dix lits.

Prenez muriate de soude. . 3 onces et demie.

Oxide de manganèse. . . . . 5 gros et demi.

Eau. . . . . 1 once et demie.

Acide sulfurique. . . . . . . 2 onces.

On fait le mélange à plusieurs reprises dans

un lieu habité, et une seule fois dans un lieu non habité.

M. Maunoir, et d'autres recommandables praticiens, conduits aussi par l'expérience, donnent la préférence, au moins pour les personnes, au gaz nitrique, et pour les choses au gaz acide muriatique oxigéné; il paraît prouvé, d'après leurs observations, que le gaz nitreux peut être respiré impunément, et que cette fumigation ne porte aucun préjudice sur les poumons.

Mais le moyen désinfectant qui nous paraît le plus efficace comme préservatif, je dirais presque infaillible pour repousser ou détruire les molécules miasmatiques de toute affection épidémique et contagieuse, est celui que nous devons au bienfaiteur de l'humanité, M. Labarraque : les merveilles opérées par les chlorures qu'il a révélés à la science sont des faits incontestables; comme par une sorte de miracle, ces chlorures désinfectent immédiatement les substances animales en putréfaction, assainissent les lieux les plus infectes, et ont l'avantage de faciliter les mouvemens des poumons dans l'acte de la respiration.

On doit employer le chlorure de M. Labarraque mêlé avec l'eau; alors on le répand dans les appartemens, on doit même en arroser les escaliers, les corridors et les cours qui servent de passage pour la circulation des personnes ; on doit en répandre sur les vêtemens, et on peut même s'en servir pour la toilette : à l'état concret, on l'emploie en fumigation ; par elle, l'air est aussitôt purifié de tous les miasmes qui pourraient nuire à la santé des individus, et toute contagion impossible, par la neutralisation des molécules miasmatiques répandues dans l'atmosphère, de celles qui pourraient se dégager des substances animales à l'état de putréfaction.

Il suffit, comme nous l'avons déjà dit, de faire arroser les appartemens habités une ou deux fois par semaine avec de l'eau chlorurée, et d'en mouiller les vêtemens de tous ceux qui habitent la maison.

Ces moyens n'arrêteront personne ; ils sont peu dispendieux, simples et de facile exécution ; une livre de chlore suffit pour chlorurer trente livres d'eau. Le prix modique de cette composition permet d'assainir pour plusieurs jours une vaste maison pour la modique somme de trois francs.

En employant les moyens que nous venons d'indiquer, plusieurs familles ont pu braver le choléra-morbus, même en habitant les quartiers contagiés, où plusieurs centaines d'individus avaient été victimes de leur incrédulité.

Nous aurions peut-être dû dire déjà quelque chose sur les moyens hygiéniques dont on devra faire usage dans toutes les classes de la société : cette partie est d'une haute importance afin de se mettre à même de résister à la nature septique et débilitante des miasmes, d'adoucir le sort des malheureux, et surtout d'empêcher que d'épidémique la maladie devienne contagieuse par l'entassement des malades et un mauvais régime. Voici en substance le plan qui me paraît le plus convenable, et dont j'ai cru devoir enrichir l'ouvrage que je présente au public.

1° Ne pas changer subitement son régime, et ne pas passer brusquement du régime animal au régime végétal, du vin à l'eau, *et vice versa;* éviter en tout l'intempérance.

2° Une nourriture tonique telle que la viande est préférable à toute autre; mais il faut y arriver d'une manière insensible, et ne jamais en faire excès; il faut se priver des fruits, tels que poires, pommes, etc., n'user du laitage et des farineux qu'avec grande modération.

3° L'ail, les ognons, le raifort, la roquette, le poireau, etc., employés comme condiment, peuvent être utiles, mais employés avec prudence. Si on n'oublie pas la modération qu'il faut avoir en toute chose, on pourra avec avantage faire usage de quelques infusions aromatiques, telles que du café, du thé de Suisse, de la sauge, de la camomille, etc.; quelques gouttes d'huile essentielle de cette dernière plante étendues dans quatre à six onces d'eau commune, prises le matin, ont été recommandées par plusieurs habiles praticiens; les mêmes conseillent l'usage modéré du bon vin.

4° Il faut éviter une grande chaleur, le froid et l'humidité, ne sortir que pendant que le soleil est sur l'horison, éviter les excès dans la veille et dans le sommeil, et surtout dans les plaisirs de Vénus, et avoir l'esprit tranquille. L'usage de la pipe peut avoir son utilité; il dissipe l'ennui, et en excitant la salivation, il peut faire rejeter une partie des miasmes qui se seraient introduits par la bouche.

6° Pendant les grandes chaleurs, et surtout lorsque les vents du sud règnent, les bains froids peuvent être avantageux; les bains tièdes réussiront dans les grandes sécheresses.

7° Enfin, aussitôt qu'un individu se trouvera frappé de la maladie, il devra faire appeler un médecin, afin que ce dernier puisse avec fruit profiter des forces du malade encore non affaibli, et qu'il ait le temps de bien disposer des ressources de l'art, observer les symptômes primi-

tifs et les phénomènes spontanés de la maladie.
Ni l'indigence ni la timidité ne doivent retenir
les parens ou amis du malade ; les médecins se
feront toujours un devoir de secourir les pauvres ; et contre un semblable ennemi, une heure,
une demi-heure, un quart-d'heure même peuvent quelquefois faire échouer la victoire.

8° Un des moyens les plus sûrs pour empêcher,
diminuer au moins en quelque sorte la propagation de la contagion, est de défendre les réu-
nions, et par conséquent, autant qu'il sera au
pouvoir des magistrats, multiplier les habitations
pour les pauvres ; empêcher les allées et les ve-
nues inutiles auprès des malades, éloigner les
hôpitaux temporaires du centre des villes, et ne
pas en permettre la sortie des malades avant
qu'ils ne soient parfaitement rétablis.

Enfin, dire un mot sur les moyens à prendre
en faveur des convalescens, et sur ceux à employer, au moment de la cessation de la maladie,
pour désinfecter les hardes, etc., n'est pas, je
crois, s'écarter de la question importante que
nous traitons : je serai concis dans l'exposé de
ces mesures, mais encore sont-elles d'une nécessité rigoureuse.

Lorsque le nombre des malades et des morts
diminue d'une manière sensible, on est en droit

de croire à la prochaine cessation de la maladie ; néanmoins on ne pourra la prononcer entièrement que lorsque l'état sanitaire aura été jugé parfait par les gens de l'art.

Une quarantaine de vingt jours au moins devra être ordonnée pour les convalescens, avant qu'ils ne leur soit permis de rentrer dans la société. Un local proportionné sera mis à la disposition des médecins traitans : ce local devra être préalablement purifié par les moyens déjà indiqués, et garni de fournitures fraîches ; les convalescens, avant d'y entrer, devront prendre un bain chaud approchant de la température humaine ; ils devront changer de linge et de tous autres effets dont ils pourraient être vêtus en sortant de l'hôpital temporaire. Si, pendant la quarantaine, tout s'est passé avec les apparences d'une bonne santé et sans être suivi d'aucun accident, tout porte à croire que les convalescens ne conservent plus l'aptitude de communiquer le principe délétère, et alors ils peuvent sans crainte rentrer dans leur famille et grossir les heureux que le fléau a épargnés.

Tous les effets, de quelque nature qu'ils soient, qui auront séjourné au milieu du virus contagieux ou servi à des cholériques, devront aussi être soumis aux mesures désinfectantes ; rien ne doit échapper à ces mesures de précautions ; on y procédera de la manière suivante. Les effets à purifier seront exposés à un courant d'air, dans la chambre infectée, pendant vingt-quatre heures. Ensuite il faut les y suspendre sur des cordes tendues d'une manière favorable pour qu'ils reçoivent facilement la vapeur de la fumigation. Cela fait, on fermera avec soin les fenêtres et toutes les ouvertures, puis on allumera les matières de la fumigation; l'individu chargé de cette opération se retirera sur-le-champ et fermera la porte. Vingt-quatre heures après, les effets fumigés seront de nouveau exposés dans le même local pendant autant de temps à un libre courant d'air. Les objets soupçonnés d'une très-forte infection seront soumis à une répétition du même procédé de désinfection. Les cordes qui auront servi à cette opération, si elles ne sont pas brûlées, seront réservées pour être purifiées séparément. On emploiera les mêmes précautions pour les meubles, qui seront ensuite lavés et vernissés. Les chambres où auront séjourné les cholériques seront soumises aux mêmes procédés, puis regrattées et lavées avec une abondance d'eau ; les murs seront blanchis avec de la chaux vive.

Comme nous l'avons dit précédemment, les praticiens et les écrivains modernes qui se sont occupés du choléra-morbus, imitant l'exemple de nos anciens, ne sont pas encore fixés sur la véritable dénomination à donner à cette maladie ; mais comme il importe peu à la science et moins encore à l'humanité que le nom désigné soit extrait de l'étymologie du mot (déjections bilieuses) (bile, je coule, comme l'exprimaient les Grecs), ou bien de toute autre expression nouvelle, il me semble que la définition que j'emprunte au dictionnaire de médecine (*le choléra est une affection aiguë, avec vomissemens bilieux fréquens, déjections alvines répétées, contracture des membres et refroidissement des extrémités*) est celle qui convient le mieux. Déjà *Galien* s'était servi de cette définition adoptée de nos jours par une réunion de savans. MM. Broussais et Geoffroy le considèrent comme une phlegmasie gastrique. Enfin, que l'on donne à cet ennemi du genre humain le nom trop connu de choléra-morbus, ou *passio-cholérique* de Sydenham, ou bien celui de *trousse-galant*, [1] adopté par d'autres, on y trouvera toujours groupé l'ensemble des symptômes gastriques.

Or, par tout ce qui vient d'être dit, l'opinion que j'ai émise en me servant du mot gastrite,

---

[1] Le nom de trousse-galant ne peut qu'indiquer la promptitude des résultats si fréquemment fâcheux de cette maladie.

entérite, colite, etc., ne me paraîtra donc pas très-paradoxale, si on considère surtout que des évacuations si souvent répétées et accompagnées de douleurs atroces, ne peuvent être l'effet que d'une irritation de l'appareil digestif.

Les causes occasionnelles ou déterminantes de cette terrible maladie ont long-temps occupé et occupent encore les hommes de l'art : on entrevoit que c'est du choléra-morbus *spontané ou essentiel* dont je veux parler ; car si je voulais examiner ici les différentes espèces que l'on en a fait, en ne considérant que la nature des matières des déjections et des vomissemens d'une part, de l'autre celui occasionné par les substances vénéneuses ingérées, je tomberais dans des disparates qui m'entraîneraient dans des discussions erronées que j'ai à cœur d'éviter, et m'éloigneraient du but que je me suis proposé dans ce précis historique.

L'ignorance où nous sommes de la nature du principe qui développe la plupart des maladies épidémiques et des affections contagieuses, ne me permettra pas sans doute d'en donner une définition claire et précise, puisqu'il réside dans une région où nos sens ne peuvent pas glaner. Enfin nous voilà réduits à reconnaître des miasmes d'une nature inconnue, dissous ou suspendus dans l'atmosphère , ou résidant dans les substances qui nous entourent, et pouvant être transportés d'une région à l'autre sur les ailes des vents. Ces explications paraîtront vagues au lecteur, et probablement son esprit attentif sera peu satisfait de toutes ces données ; mais les phénomènes morbifiques ne prouvent pas moins que le *virus contagieux* existe ; et si nos recherches ne peuvent pas aller plus loin sur les découvertes des causes non évidentes de certaines conditions atmosphériques difficiles à apprécier, sur ce qu'Hippocrate appelait enfin le QUID DIVINUM des maladies, hâtons-nous du moins d'enrichir la science, si faire se peut, d'une bonne thérapeutique ; ranimons le fil de la vie prêt à s'éteindre, et nous aurons fait un grand pas en faveur de l'humanité.

Toutefois on reconnait aux épidémies deux sortes de causes ; celles qui se trouvent dans l'atmosphère, et celles qui se trouvent dans les individus atteints de la maladie. Nous venons de dire un mot des premières, passons aux secondes.

Nous avons dit ailleurs que les émanations miasmatiques des eaux stagnantes, des marécages, de la fermentation de la terre avec l'eau, etc., pouvaient avoir des effets pernicieux sur l'économie ou l'harmonie des organes. Ajoutons ceux qui peuvent être produits par les mauvais alimens et les localités, tels que les grains de mauvaise qualité, rouillés, et surtout le seigle ergoté; par conséquent les individus mal nourris, habituellement logés dans des endroits humides, malsains, saisis par le froid et accablés de fatigues, de misère et de chagrins ; ceux qui se trouvent dans un état de refroidissement, et qui, pour ces raisons, ont une force de réaction vitale moins puissante, sont en général plus souvent et plus gravement atteints que les autres.

Un triste souvenir que je voudrais pouvoir taire, me reporte malgré moi sur les glaces du nord! J'ai vu, bien jeune encore, ces phalanges invincibles échappées au hasard de cent batailles, ces compagnons fidèles du triomphateur de vingt rois, succomber sur la route escarpée de l'ambition, couverts des haillons de la misère, vaincus par les frimats, mais jamais par le fer; je fus un de leurs compagnons d'infortune. Dans les mois de janvier et février 1813, j'ai vu cinquante de ces guerriers, tristes débris d'une armée long-temps victorieuse, entassés dans l'enceinte d'une église située dans la ville de *Minsk* en *Lithuanie*, couchés sur de la mauvaise paille et manquant de toute espèce de secours ; j'ai vu, dis-je, la moitié de ce nombre succomber

à la stupeur et à l'action affaiblissante et éner-
vante d'un grand froid. La plupart de ceux qui,
par une réaction plus forte de forces vitales,
résistèrent à cet agent destructeur, furent dé-
cimés quelques jours plus tard par une maladie
non moins meurtrière, et qui s'annonçait avec
tous les symptômes du cholera-morbus : vomissemens continuels bilieux, séreux; déjec-
sions alvines répétées et involontaires, grises
ou brunes, puis noirâtres; contractures des
membres, et refroidissement des extrémités de-
venant bientôt général; douleurs très-vives dans
l'abdomen; soif ardente, respiration courte;
petitesse et concentration du pouls; les parties
supérieures du tronc étaient quelquefois bai-
gnées d'une sueur froide; les membres étaient
agités par des secousses convulsives, ou bien
étaient d'une rigidité en quelque sorte tétanique;
la face devenait d'une pâleur effrayante; enfin
la mort terminait un reste de vie passée dans
des angoisses inexplicables.

Cette maladie ne parut contagieuse que dans
le local dont nous avons parlé; l'hôpital civil,
mieux disposé et mieux entretenu, fut préservé
du fléau : cependant quelques-uns des prison-
niers logés chez les habitans en furent aussi atteints. Je ne fus pas plus heureux, et le 8 février

j'entrai à l'hôpital des officiers, d'où, grâces à la divine providence, aux efforts de la nature et à quelques légères ressources de l'art, je sortis cinq semaines après, avec une convalescence qui fut longue et pénible.

J'aurais dû garder un silence absolu sur des faits qui rappelent de si tristes calamités, et qu'un espace de vingt années n'a pas encore totalement cicatrisées; mais il importe de recueillir des faits où on les trouve, pour parvenir un jour, si faire se peut, à la solution de la question qui intéresse l'Europe. Aujourd'hui enfin, aidés par les écrits de nos devanciers et par leurs judicieuses observations, nous distinguons le choléra-morbus européen, sporadique, symptomatique, sympatique, et celui qui peut être produit accidentellement par des substances ingérées; mais il ne faut pas confondre ces différentes espèces, qui n'ont jamais l'intensité de la maladie asiatique, et se limitent presque toujours à l'établissement où elles prennent naissance, ou du moins dans un espace très-circonscrit. Il est facile d'en arrêter les progrès par l'isolement et les secours bien entendus de l'art. Toutefois il sera urgent d'en faire connaître la nature au public, afin que les craintes qu'inspirent toujours les affections graves, ne viennent pas altérer le moral et la force de la volonté des habitans des lieux où il exerce ses ravages.

Mais ce qui est encore un vague en médecine, et ce qu'il nous est impossible d'apprécier, c'est ce qui donne le caractère contagieux aux miasmes épidémiques ; cela est dans le domaine mystérieux, nous dit-on ; mais ne se peut-il faire que certaines circonstances de plus ou de moins qui nous échappent, donnent le caractère contagieux au choléra-morbus ? Et n'est-ce pas là la conclusion qu'il faudra tirer, si des faits bien observés se montrent tour à tour favorables et contraires à la contagion.

Ici les faits que je vais citer ne sont pas plus d'accord entre eux que les médecins eux-mêmes. A l'île Maurice et à l'île Bourbon, où le choléra-morbus régna en 1819, il se manifesta à la suite de l'arrivée de bâtimens qui portaient des cholériques. A Bourbon, où des précautions de séquestrations furent immédiatement prises, la maladie ne se propagea pas ; le nombre des malades fut de 259. A Maurice, où aucune précaution ne fut prise, il s'éleva à 20,000.

A Alep, en 1822, l'épidémie fit périr 40,000 personnes en dix-huit jours. Il n'y eut pas un seul malade sur plus de deux cents personnes réfugiées avec M. de Lesseps , consul de France, dans un jardin à quelque distance de la ville, où rien ne pénétrait sans être soumis aux pré-cautions observées dans les lazarets.

M. Moreau de Jonès cite à l'institut des faits favorables à la contagion ; on rapporte , à l'Aca-démie de médecine , des faits qui lui sont con-traires.

Enfin, si nous voulions suivre cette cruelle maladie depuis sa nouvelle apparition de 1830 sur les bords du Volga, à Moscou, à Riga, à St.-Pétersbourg, en Hongrie, aux environs de Vienne, en Prusse et sur les différens détours que n'a cessé de faire depuis un an l'armée de l'autocrate et la trop malheureuse armée Scan-dinavite, nous aurions encore à raconter bien des scènes affligeantes ; nous aurions de plus à rappeler une foule d'articles rapportés par nos journaux , les uns en faveur de la contagion, les autres en faveur de la non-contagion. Les auteurs de ces articles , luttant sans cesse contre des principes émis, ou en faveur de principes adoptés, n'ont rien fait pour la science ni pour l'humanité ; nous sommes donc restés station-naires. Il ne m'appartient pas de les com-menter ; je ferai seulement connaître mon opi-nion, en transcrivant à la fin de ce petit ouvrage l'article que j'ai adressé à M. le Président des Ministres, en réponse aux expériences proposées par M. le docteur Chervin.

Pour ce qui concerne des instructions plus précises, nous sommes dans la nécessité d'attendre les savantes investigations des médecins français qui se trouvent aujourd'hui sur le théâtre où le poison meurtrier exerce ses ravages, et les travaux des médecins russes qui nous annoncent la publication prochaine de leurs mémoires : et c'est sans doute ce que l'expérience nons dévoilera peut-être un jour, mais c'est sur quoi la prudence exige de garder encore le silence.

En attendant, nous dirons quelque chose sur les lésions organiques qu'on a le plus souvent rencontrées, et nous ferons des vœux pour que les recherches anatomiques puissent un jour mieux éclairer les médecins sur la nature de ces désordres, et par ce moyen jeter plus de lumières sur les précautions à prendre contre ce terrible fléau. Nous terminerons enfin en indiquant les moyens thérapeutiques préconisés jusqu'à nos jours.

Le peu de durée du choléra-morbus lorsqu'il enlève les malades en moins de deux jours, ne permet presque jamais, malgré l'ouverture des

cadavres et les recherches les plus attentives,
de découvrir des altérations organiques auxquelles on puisse rattacher les symptômes cholériques. Les lésions qu'on a le plus souvent
rencontrées consistent dans une rougeur sur
toute l'étendue des voies digestives, rougeur
qui paraît tenir à une simple injection du système vasculaire. On a aussi fréquemment trouvé
les vaisseaux de l'estomac gorgés de sang, et
quelquefois même dilatés ou rompus; enfin on
a trouvé dans certains cas le foie plus volumi-
neux et enflammé, quelquefois endurci, des-
séché, et d'une teinte presque noire. Les médecins du dernier siècle ont cru remarquer quel-
qu'altération dans la vésicule biliaire, et un
principe âcre et caustique dans la bile, dont
F. Hoffmann comparait l'action aux poisons les
plus énergiques. Des écrivains recommandables
disent avoir trouvé indifféremment quelques
portions des voies digestives gangrenées.

Nous remarquerons pour ce qui conserne l'appareil biliaire, que les produits de ces sécrétions,
toutes les fois qu'elles sont influencées par l'état
maladif des organes, peuvent éprouver des chan-
gemens semblables. La seule secousse des efforts
pour vomir peut modifier la vitalité du foie, et
troubler ses fonctions; simuler conséquemment,

comme pourrait le faire un poison quelconque et une foule de maladies de l'appareil digestif, tous les symptômes du choléra-morbus.

Quant aux altérations du tube digestif, il est à remarquer que dans presque toutes les maladies épidémiques ou contagieuses, produites par des principes miasmatiques connus ou inconnus, l'influence délétère de ces miasmes paraît porter leur principale action sur la membrane interne du canal alimentaire; du-moins les autopsies cadavériques faites sur des victimes du choléra-morbus, de la peste d'Orient et de la fièvre jaune, ont offert fréquemment de semblables lésions. J'ai lu avec soin l'ouvrage de M. Arajula ; les observations pleines d'intérêt que ce savant écrivain rapporte, ont été recueillies en Andalousie pendant les années 1800, 1, 2, 3 et 4, et en 1819 : il a remarqué que le velouté de l'estomac était souvent détruit en partie; que l'inflammation de ce ventricule était quelquefois considérable, principalement vers l'orifice inférieur ; que les autres membranes composant ses parois étaient aussi souvent envahies par l'état inflammatoire ; enfin il a remarqué que ses parois étaient souvent épaissis, ulcérés, perforés même, et que des taches gangréneuses étaient inséparables de ce

dernier état. Ce que je viens de dire relative-
ment à l'estomac, doit s'appliquer aussi au
reste de l'appareil digestif.

Le traitement employé par ce médecin et la
plupart de ses collégues, consistait principalement dans l'emploi des toniques; le quinquina
était souvent administré. Je ne pense pas que
cette pratique ait dû être généralement suivie;
je crois même qu'elle a dû faire des victimes,
surtout lorsque cette substance était administrée
dès le début de la maladie.

Les six années que j'ai passées à Cadix, m'ont
permis de m'entretenir avec plusieurs médecins
du pays sur les succès obtenus par le traitement corroborant, et plusieurs d'entre eux en dé-
sapprouvaient l'emploi, au moins dans l'invasion
de la maladie. Le nommé Antoine Guera, médecin à Ste.-Marie, les deux frères Fossy, l'un
médecin à l'île de Léon, et l'autre à Chiclana,
m'ont assuré avoir souvent employé avec succès
les saignées locales obtenues par l'application de
quelques sangsues sur la région épigastrique, ou
selon le besoin sur un des points de l'abdomen;
quelquefois ils ont même eu recours à une sai-
gnée générale. Ils ajoutaient même, dans leur
narration, que ceux qui suivaient une marche
contraire, avaient eu la douleur de voir leurs ma-

lades (je parle de ceux qui échappaient à la gra-
vité de la maladie) traîner une convalescence
longue et pénible, et beaucoup d'entre eux con-
server une gastro - entérite chronique pendant
plusieurs années. Dans ma pratique civile j'ai pu
me convaincre de cette vérité.

L'observation suivante me paraît offrir trop
d'intérêt pour ne pas être relatée, et on ne m'ac-
cusera pas, je pense, de chercher à détourner
l'esprit du lecteur du but principal que je me
suis proposé dans mon écrit; car le fait que je
vais rapporter, s'il ne se rattache pas aux désordres primitifs occasionnés par l'épidémie ou
la contagion, au moins suit-il de près une affection chronique résultant de cette première.

Le nommé B. F., âgé de 36 ans, d'un tempé-
ramment bilioso-sanguin, ex-soldat de la ma-
rine espagnole, cultivateur dans un petit village
à dix lieues de Ste.-Marie près Cadix, où il
s'était retiré après avoir payé sa dette à l'état,
s'apperçut, depuis le mois de juin 1820, d'une
telle sensibilité de la vue, que toute lumière
éclatante ou trop vive l'incommodait. Les travaux pénibles des champs, surtout en Andalousie, où les rayons brûlans du soleil sont ré-
fléchis avec beaucoup de force, furent les seules
causes auxquelles on attribua l'affection dont

nous traçons l'histoire, et qui, d'après la rela-
tion du malade et un examen attentif de ses
récits, nous parut être un affaiblissement de la
rétine, puisque d'après son dire, il ne pouvait
alors distinguer que les objets très-éclairés, et
que sa vue diminuait lorsque le soleil abandon-
nait l'horizon.

Cette espèce d'éméralopie fit des progrès lents
à la vérité ; mais abandonné aux seuls efforts
de la nature, le nommé B. F. fut atteint vers
le mois de juin 1827 d'une cécité complette
(goutte sereine).

Le malade me fut présenté le huit janvier
mil huit cent vingt-huit, par un de ses anciens
maîtres qui lui portait beaucoup d'intérêt, et
qu'augmentait sa triste position. Je ne reconnus
d'abord que la paralysie du nerf optique, et à
cet effet je cherchai à réveiller par tous les
moyens que l'art bienfaisant indique, la sensibilité de la rétine. Rien ne fut négligé pendant
deux mois et demi que dura le traitement, mais
sans aucun succès !

Ayant déclaré la maladie incurable, et le malade, fatigué de ne retirer aucun avantage d'un
traitement long et pénible qu'il suivait avec une
rare exactitude, en abandonna la continua-
tion, et fut contraint par l'indigence de repren-

dre dans la ville de Ste-Marie, et dans les environs, l'habitude de réclamer la commisération
des habitans, aliment indispensable aux premiers besoins de la vie !

Quatre mois s'étaient à peine écoulés lorsqu'il
revint chez moi réclamer quelques soins contre
une douleur qu'il éprouvait à la région épigastrique, et surtout à l'abdomen ; j'appris alors qu'il
était porteur d'une gastro-entérite chronique depuis 1819, époque où il avait été atteint de la
fièvre jaune qui régna dans cette belle province ;
son médecin combattit par les toniques et les excitans, l'affection grave qui faillit le conduire au
tombeau : il échappa enfin à cette terrible maladie, mais sa convalescence fut longue et pénible ;
il reprit ses travaux domestiques, mais, nous dit
le malade, il n'avait jamais été entièrement dé-
barrassé d'un poids lourd et fatiguant qu'il éprouvait sur le creux de l'estomac, et qui augmentait
après les repas, surtout en été, époque de l'année
où les cultivateurs font un usage journalier d'une
soupe froide appelée dans le pays *gaspachou*, et
qui se compose d'eau, de vinaigre, d'huile, de
concombres, de pommes-d'amour, d'oignons,
d'ail, de piment et autres plantes aromatiques.
Cette nourriture excitait chez lui le vomisse-
ment, augmentait la douleur épigastrique, ré-

veillait ce qu'il appelait douleurs d'entrailles, et une cephalalgie assez forte. Attentif au récit du malade, et sur les phénomènes et la marche lente mais secondaire de l'éméralopie, puis de la cécité complette, je me crus en droit d'en conclure que l'affection des nerfs optiques pourrait bien n'être que sympatique, et dépendante de la phlegmasie chronique des voies digestives.

Le traitement que je prescrivis, dirigé contre l'affection primitive, vint bientôt confirmer mes espérances. Un mois après j'en étais à la quatrième application de sangsues, lorsqu'à ma visite du matin, le malade put compter les boutons de mon uniforme. Enhardi par un succès aussi prompt qu'inattendu, j'insistai sur les mêmes moyens, et à ma grande satisfaction, et à la joie inexprimable du malade et des personnes qui l'entouraient, la fin du troisième mois qui suivit ce nouveau traitement, fut célébré par une guérison complette et des effets et de la cause. Enfin le nommé B. F. sortit des ténèbres, et fut assez heureux pour revoir ses amis, ses proches, et un pays qu'il avait cru perdu sans retour !

Si j'ai enrichi mon écrit par cette intéressante observation, c'est pour faire connaître aux lecteurs qui pourraient l'ignorer, qu'il ne suffit pas toujours que les hommes de l'art viennent aux

secours de l'humanité en établissant un rempart
contre les fléaux épidémiques par de prétendus
remèdes exclusifs ; il ne suffit pas, dis-je, que le
traitement soit basé sur de prétendus principes,
la plupart du temps erronés et absurdes ; il faut
encore que la vraie thérapeutique préserve les
malheureux qui échappent à la mort, des affections qui peuvent être filles de la maladie primitive ; éviter surtout que les remèdes administrés
ne déterminent des affections chroniques presque aussi pénibles, en rendant pour longues années la vie frèle et chancelante ; il faut enfin que
les hommes de l'art ne voient pas un terrain ro-
cailleux et stérile, là où il n'y a que des plaines
verdoyantes et une moisson abondante.

Quelques médecins guidés par un coupable et
aveugle empirisme, ne basent leurs traitemens
que sur des systèmes et des données misérables ;
pour eux, tantôt c'est l'acescence, l'alcalescence,
la putrescence, l'àcreté, et une foule d'autres
altérations des humeurs qui occasionnent les
maladies ; en voilà pour les humoristes. Les so-
lidistes ont un autre point de vue tout contraire ;
mais un système plus merveilleux fut celui qui
s'établit lorsque les observations microscopiques
furent en crédit : les proneurs de ce système coupable reconnurent des animalcules dans les hû-

meurs ; alors chaque maladie fut causée par une espèce particulière d'animal. Cette découverte devait nécessairement conduire à chercher dans les substances de la nature les moyens de tuer ces animaux. Alors on vit s'établir une thérapeutique meurtrière. En effet, on crut bientôt avoir trouvé un toxique pour chaque espèce d'animalcule morbifique, et, dans l'espoir de tuer ces animaux, on administra des médicamens qui ne tuèrent que les malades. Les désastres qu'occasionnèrent ces erreurs ouvrirent tardivement les yeux de leurs fauteurs, et ces systèmes ne sont célèbres aujourd'hui que par leur ridicule et les souvenirs funestes qu'ils ont laissés. Les systèmes en médecine sont comme les volcans et les incendies qui brillent un moment du plus vif éclat, mais dont on ne reconnaît le passage que par des laves et des ruines. Du reste, aujourd'hui, grâce à la révolution moderne de la médecine calquée sur les connaissances physiologiques, et au rare talent de son illustre auteur, l'autorité de tous ces systèmes erronés vient se briser et s'éclipser devant l'autorité des faits.

Je n'ai rappelé ces idées du temps passé, que parce que j'ai lu naguère dans un journal de la capitale, que l'existence d'une espèce d'animalcule logé dans l'atmosphère, trouvait encore des partisans comme cause déterminante du Choléra-morbus.

Mais je m'aperçois qu'une digression trop longue m'a écarté de mon principal sujet ; il est temps d'y rentrer. Je disais donc que le peu de certitude que nous avons sur les connaissances des causes qui ont développé la cohorte des maladies qui, à différentes époques, ont affligé l'Europe, le peu de fixité que nous possédons, dis-je, sur le siége des altérations organiques et de leurs tissus, ne nous apprend que bien peu de chose, ou, pour le dire avec plus de force, ne nous apprend rien de positif du Choléra-morbus.

Or, si nous prétendions vouloir tracer ici la ligne des agens thérapeutiques en préconisant une méthode exclusive, nous tomberions dans un principe erroné, absurde même ; car, de ce que nous avons adopté, d'accord avec plusieurs auteurs, la définition inflammatoire (phlegmasie de l'estomac et du tube intestinal), il ne s'en suit pas pour cela que l'on doive inconsidérément appliquer l'appareil des armes anti-phlogistiques : souvent les apparences de la vérité peuvent être masquées par une maladie nerveuse, une fièvre intermitente-pernicieuse, etc.

Il sera facile de voir par ce court exposé que nous ne voulons point proposer les évacuations sanguines ; mais nous n'hésiterions pas cependant à recourir à l'usage de quelques sangsues, si le concours des symptômes et des causes nous indiquait une fluxion locale ; et nous serions enhardis dans l'emploi de ce moyen, si nous avions à faire à un malade jeune, pléthorique ou sujet à une hémorragie qui aurait disparu depuis peu de temps ; l'époque, les circonstances de l'invasion, et la réaction des forces vitales seraient encore des guides certains pour les praticiens instruits.

L'adinamie, qu'on dit suivre constamment le Choléra-morbus, a été pour quelques médecins le point unique qui a guidé leur conduite et leur médication ; les cordiaux et les toniques pour ceux qui n'ont vu que débilité et faiblesse, ont été administrés avec profusion ; ils en ont fait le *palladium* des malades ; il y en a qui ont même cru avoir trouvé un spécifique dans l'infusion de colombo, avec addition de quinze à vingt gouttes d'acide nitrique affaibli.

La susceptibilité nerveuse peut être mise en jeu par une influence générale ou particulière, agir directement sur le système sensitif des voies digestives ou primitivement sur le cerveau, réagir dans ce dernier cas d'une manière morbide sur les organes de la digestion, et déterminer enfin dans plus d'une circonstance les accidens cholériques. Je conçois très-bien que les organes de l'innervation puissent présider à de semblables phénomènes.

D'après cette hypothèse, on a vu des personnes toujours avides du merveilleux, frappées de la coïncidence des symptômes qui précèdent et accompagnent souvent le Choléra-morbus, ne porter leurs regards que sur les contractures et les mouvemens convulsifs des membres, et régler par ce seul fait leur conduite médicatrice. Pour ceux - ci, le camphre, le musc, le castoréum, l'assafétida, et toute la série des calmans, des anti-spasmodiques et nervins, ont été l'arme défensive et absolue.

Chacune de ces méthodes peut avoir eu sa vogue et ses résultats heureux ; mais nous, en préconisant l'une, nous n'exclurons point l'autre, et nous dirons que le traitement le plus rationnel doit varier d'après les symptômes, doit souvent se borner à seconder les forces de la nature, et à combattre tour à tour les phénomènes dominans.

A cet effet, nous ne pouvons mieux faire que de puiser dans les diverses méthodes curatives des auteurs, les moyens thérapeutiques que nous croyons le mieux convenir ; enfin nous proposerons et nous établirons comme pour base du traitement contre le choléra-morbus , les moyens que nous allons indiquer ; ce sont ceux qui ont obtenu le plus grand succès. Ainsi donc, il faudra d'abord placer le malade dans un lieu frais, de manière qu'il ne souffre ni du froid ni d'une forte chaleur ; la diète ne sera pas toujours des plus sévères, mais il est urgent qu'il garde un repos absolu autant du côté des forces musculaires que des organes sensoriaux. Dans le début, et pendant les premières heures des évacuations, on prescrira des simples délayans, les boissons aqueuses, gommeuses, l'eau de poulet ou de veau, l'eau de groseilles très-peu chargée ; ces boissons seront données à très-petites doses, mais fréquemment répétées, et plutôt froides que chaudes. On fera des applications locales, émollientes et sédatives ; de simples compresses imbibées d'une décoction de guimauve et de têtes de pavots rempliront ce but : on pourrait, avant l'application de ces topiques qui devront être d'une température modérée, faire une légère friction avec quelques gouttes de laudanum liquide. Les lavemens gommeux et narcotiques, donnés au degré de chaleur humaine, sont recommandés.

Les secours indiqués ci-dessus seront conti-

nués, si par leur administration l'on a été assez
heureux pour obtenir quelque rémission dans
les symptômes de la première période : dans le
cas contraire, on emploiera les narcotiques avec
avantage ; l'opium et ses diverses préparations
ont été vantés. C'est toujours le laudanum liquide ou l'extrait gommeux qu'on a administré
de préférence ; la première préparation à la dose
de quinze à vingt gouttes dans une potion appro-
priée ; la seconde sous forme pilulaire, à la dose
d'un demi-grain à un grain, jusqu'à en prendre
trois, quatre et cinq grains dans les vingt-quatre
heures. [1] Les lavemens seront aussi rendus calmans par l'addition du laudanum liquide. Sydenham et Douglas conseillent l'application d'un
emplâtre de thériaque sur la région épigastrique.

Il est une période de la maladie, où les symptômes adynamiques exigent qu'on associe, ou
même qu'on substitue aux médications indiquées des remèdes qui rétablissent le plus
promptement possible la chaleur de la péri-
phérie du corps. Dans ce moment où les restes
de la vie se centralisent vers les organes, la
stase peut être de courte durée, et la stagna-

---

[1] L'opium privé de la narcotine a paru préférable à
quelques médecins ; il est ainsi plus franchement sédatif,
du reste la dose est la même.

tion, la coagulation ou la dissolution des humeurs amener la mort dans un temps très-court. Les ressources de l'art ne sauraient être assez promptes et énergiques quand le péril est instant. Alors, et dans le but d'établir une dérivation salutaire, on s'empressera de recourir aux rubéfians, ou même aux vésicatoires ; ils devront être appliqués de préférence aux extrémités inférieures. MM. Fouquier et Orfila rapportent avoir vu disparaître en peu d'heures tous les accidens du choléra-morbus par le seul secours d'un large vésicatoire appliqué sur la partie du ventre qui répond à l'estomac et au lobe gauche du foie. Les bains modérément chauds, trop long-temps négligés dans la violence des douleurs, peuvent être d'un grand secours ; il ne faut pas craindre d'y tenir le malade plusieurs heures.

Mais il est trop constant de voir ce terrible fléau enlever ses victimes dans deux ou trois jours ; quelle est la marche à suivre dans un danger si imminent ? Certes, en pareil cas on ne pourra pas suivre la gradation de la méthode que nous venons de tracer ; j'avais donc raison de dire, et je ne puis m'empêcher de le répéter, qu'un médecin peut beaucoup nuire en préconisant une méthode exclusive, et qu'il mettra souvent ses malades en danger s'il ne fait procéder telle ou telle substance de préférence à telle autre. En un mot, il devra modifier son traitement d'après l'intensité et la prédominance des symptômes qu'il aura à combattre dès le début. Ainsi, selon les symptômes inflammatoires, nerveux, adynamiques ou ataxiques, et en considérant toutefois les variétés et les complications, il emploiera tour à tour les calmans, les adoucissans, les délayans, les antispamodiques toniques, excitans, rubéfians ou vésicans. C'est bien ici où le tact du praticien doit être un guide fidèle. C'est bien ici déjà où la puissante sagacité du bon observateur a encore bien des services à rendre à l'hygiène, à la médecine et surtout à l'humanité.

Nous n'en finirions pas si nous voulions rapporter les différens moyens inventés par l'ignorance et l'aveugle empirisme, et que l'on a trop souvent mis en usage dans la folle espérance de calmer les accidens du choléra-morbus. Mais comme nous ne croyons pas que ces moyens chimériques puissent entrer dans les règles d'une médication rationnelle, nous les passons sous silence, et nous ferons des vœux pour que les hommes de l'art ne soient guidés que par les principes d'une thérapeutique sévère.

ARTICLE

COMMUNIQUÉ A MONSIEUR LE PRÉSIDENT DU CONSEIL DES MINISTRES.

AOUT 1831.

CHOLÉRA-MORBUS.

JE ne chercherai pas, dans cet article, à réunir les préceptes hygiéniques que devraient suivre les peuples qui habitent les contrées ravagées par le fléau destructeur qui moissonne une partie de la population du vaste empire de Russie, et qui vient naguère de moissonner quelques héroïques enfans scandinavites; qui menace enfin d'étendre ses ravages sur les états de la confédération germanique, peut-être d'envahir la France.

J'abandonne cette tâche, d'une haute importance sans doute, aux soins éclairés des gouvernans qui tiennent le timon de l'état, et qui ne manqueront pas d'employer, dans l'intérêt de l'humanité et de la sûreté publique, les mesures jugées nécessaires, et du reste indiquées depuis les devanciers d'Hypocrate jusqu'à nos jours, dans près de deux mille ouvrages écrits sur cette branche de l'art, et dont M. le professeur *Odier*, de Genève, nous a donné un excellent extrait en 1810.

Mais l'utilité des recherches nécessaires à la connaissance exacte de la contagion ou de la non-contagion du choléra-morbus est le point qui paraît le plus occuper M. le docteur Chervin, et c'est dans ce but, sans doute très-utile à la science, qu'il a tout récemment communiqué à M. le président des Ministres ses lumineuses idées.

Cette pièce étant restée sans réponse, l'auteur a cru devoir la faire connaître, et les journaux de la capitale nous en ont donné le contenu sous la date du 26 juillet dernier.

Si les mesures et expériences directes proposées par M. Chervin ne méritent pas une réfutation, au moins puis-je me permettre une réponse qui exposera mes sentimens.

Réunir sur une échelle assez étendue, et dans des circonstances variées, un certain nombre d'hommes sains, d'âge et de tempérament divers, qui n'emploîraient pour se vètir d'autres effets que ceux qui auraient servi à des victimes du choléra-morbus ; obtenir séparément différentes évacuations des cholériques ; quelques malades même; le tout pour servir à de nouvelles expérimentations, voilà en peu de mots les mesures proposées.

Cela posé, il s'agit d'en développer les avantages : hé bien! si après plusieurs expériences produites par le contact immédiat ou par l'inoculation, les personnes qui s'y seront soumises ne contractaient point la maladie mortifère, croira-t-on avoir prouvé suffisamment le principe de la non-contagion? Je ne le pense pas ; et alors n'ayant rien à redouter, pourra-t-on librement, comme le dit M. le docteur Chervin, laisser circuler dans nos ports et dans les villes de l'intérieur les marchandises de toute nature, qui nous viendront des contrées où règne cette cruelle épidémie? Mais en supposant que les choses se passent ainsi en faveur de la non-contagion, s'en suivrait-il que le dilemme proposé ne pût pas avoir de funestes conséquences dans des circonstances opposées? Et, dans ce cas, les variations atmosphériques ne pourraient-elles pas disposer autrement des molécules malfaisantes qui trop souvent s'y trouvent en suspension? En un mot, le fluide élastique, en vertu de sa légèreté, ne pourrait-il pas transporter sur ses ailes invisibles le principe de la contagion, l'étendre sur des pays assez lointains où l'atmosphère, mieux disposé, le ferait pleuvoir sur des habitans d'autant plus faciles à en contracter la funeste influence, qu'ils n'auraient pris aucune précaution pour s'en préserver. Enfin, pour le dire en passant, ne voyons-nous pas tous les jours des individus qui se sont exposés à recevoir cent fois la petite vérole et autres affections, qui les ont même recherchées pendant plusieurs années par des débauches inconsidérées, sans pouvoir les contracter ; et ensuite en être affectés au moment où ils s'y attendaient le moins. D'une autre part, et en revenant sur le point principal qui fait la base de la question agitée, n'a-t-on pas de nombreux exemples de plusieurs phénomènes à la vérité inexplicables, mais qui prouvent jusqu'à l'évidence que le virus contagieux peut rester de longues années niché avec toute sa virulence dans des substances poreuses, et qu'il est d'autant plus actif qu'il a passé des corps vivans dans ces substances. « Des cordes qui avaient servi durant une conta-
» gion à emporter les malades et les morts, et qui furent
» trouvées après une vingtaine d'années dans un coin

» ignoré, pour les faire servir à un clocher, donnèrent la
» mort à celui qui les avait découvertes, laquelle fut suivie
» de celle d'environ dix mille citoyens. » (Foderé : *Médecine légale.*)

Pendant les six années que j'ai passées dans la Basse-
Andalousie, j'ai pu me convaincre par le rapport de plusieurs médecins du pays, que les cent mille habitans qui
périrent dans cette belle contrée, depuis l'année 1800 jusqu'en 1804, n'avaient succombé qu'à un virus contagieux
transmis d'individu à individu, ou par la circulation des
marchandises imprégnées et apportées par des bâtimens
venant d'un lieu pestiféré. Celle qu'ils éprouvèrent en 1819
reconnaissait les mêmes causes; et, si la division française
en station à Cadix, n'a pas eu à souffrir de celle qui régna
à Gibraltar dans les mois de juillet, août et septembre
1828, nous ne l'avons dû, je crois, qu'à la rigueur du cordon sanitaire établi sur toute la ligne, par les soins bien
entendus du général en chef.

Je pourrais enrichir ce tableau par bien d'autres preuves,
mais je crois en avoir suffisamment exposé pour prouver
l'utilité d'un cordon sanitaire, des quarantaines et des lazarets, si les circonstances l'exigent.

Il est donc du devoir des magistrats de prendre des
mesures sévères, toutes les fois qu'il se manifestera une
maladie qui aura de la ressemblance avec celles reconnues
contagieuses; il est, dis-je, de leur devoir, de prendre les
précautions convenables pour s'opposer à sa propagation,
malgré le doute et l'assurance de quelques médecins partisans de la non-contagion. Or, dans le cas qui nous oc-
cupe, je ne puis regarder les mesures proposées par M. le
docteur Chervin, en faveur du commerce, que comme une
philantrhopie métallique.

Si, dans mille et une circonstances, la sollicitude des gouvernans doit étendre ses bienfaits dans l'intérêt du commerce, de la science et de l'humanité, il en est une prise
dans ce triumvirat, qui réclame plus spécialement une
main secourable, qui seule doit occuper nos hommes
d'état; c'est celle de l'humanité.

Je n'ai encore examiné que les craintes et les horreurs
qu'inspire le doute, ou, puisque vous le voulez, la preuve
de la non-contagion : mais si, par une de ces puissances
qui restèrent toujours cachées à l'œil le plus observateur,
les expériences provoquées développaient la funeste influence épidémique, comment alors obvier à un mal

presque inconnu, né au milieu de causes d'insalubrité
plus inconnues encore !.... Voilà la pierre de touche où
la science heurte et se brise! voilà, voulais-je dire, ce
qu'il nous faut attendre des savantes investigations des
hommes de l'art, qui se trouvent sur le théâtre où le fléau
destructeur exerce ses ravages, et sur lesquelles la pré-
voyance de nos hommes d'état ont placé leur confiance.

Après avoir calqué dans cet écrit de faibles moyens sans
doute, mais du moins forts sur un des premiers préservatifs qui quelquefois peut combattre avec avantage l'action délétère ou miasmatique, et que j'appellerai comme
l'illustre *Kant*, pouvoir de la volonté; je terminerai en
suivant le noble élan de M. le docteur Chervin, en me
soumettant un des premiers à toutes les expériences qui
ultérieurement pourront être prescrites par nos corps sa
vans, et en exposant ma vie dans l'intérêt de la science et
de l'humanité.

En conséquence, je renouvelle ici les vœux que j'ai formés
en 1819, ce que j'ai sollicité dans le mois de juillet 1828
et dans le mois de juin 1831.

TROY,

D. M. Chirurgien Aide-major au 9e régiment
de Chasseurs à cheval.

TYPOGRAPHIE DE OUTHENIN CHALANDRE FILS, A BESANÇON.